KLAUS M. PETERS ▮ ULRICH DEUSS

Falltraining Osteoporose nach den DVO-Leitlinien 2006

Ergänzung zum Buch

Osteoporose

**Leitliniengerechte
Diagnostik
und Therapie**

KLAUS M. PETERS   ULRICH DEUSS

Falltraining Osteoporose nach den DVO-Leitlinien 2006

Ergänzung zum Buch

Osteoporose

Leitliniengerechte Diagnostik und Therapie

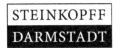

STEINKOPFF
DARMSTADT

Prof. Dr. med. Klaus M. Peters
Vorsitzender der Sektion Osteologie der DGOOC
Chefarzt der Orthopädie und Osteologie
Rhein-Sieg-Klinik
Höhenstraße 30, 51588 Nümbrecht

Dr. med. Ulrich Deuss
Arzt für Innere Medizin – Endokrinologie
Weißhausstraße 28, 50939 Köln

ISBN 10   3-7985-1657-X Steinkopff Verlag Darmstadt
ISBN 13 978-3-7985-1657-1 Steinkopff Verlag Darmstadt

Bibliografische Information der Deutschen Nationalbibliothek
Die Deutsche Nationalbibliothek verzeichnet diese Publikation in der Deutschen Nationalbibliografie;
detaillierte bibliografische Daten sind im Internet über http://dnb.d-nb.de abrufbar.

Steinkopff Verlag Darmstadt
ein Unternehmen von Springer Science+Business Media

www.steinkopff.springer.de

© Steinkopff Verlag Darmstadt 2007

Herstellung: Klemens Schwind
Satz: K+V Fotosatz GmbH, Beerfelden

SPIN 11826071   105/7231-5 4 3 2 1 0 – Gedruckt auf säurefreiem Papier

Vorwort

Als wir im November 2004 unser Buch fertiggestellt hatten, glaubten wir durch die Einbeziehung der 2003 in den DVO-Leitlinien zur Osteoporose noch nicht aufgeführten Substanzen Teriparatid und Strontiumranelat schon eine längerfristige Aktualität des Buches erreicht zu haben. Die Überarbeitung der DVO-Leitlinien des Jahres 2006 hat uns jedoch eines Besseren belehrt. Nicht nur die beiden Substanzen wurden eingefügt, sondern auch der Fokus wanderte vom relativen Frakturrisiko auf das absolute Frakturrisiko. Diese wichtigen Änderungen in der Diagnostik und Therapie der Osteoporose machen erneut ein „Falltraining" erforderlich.

Die im Buch PETERS/DEUSS: Osteoporose – Leitliniengerechte Diagnostik und Therapie, Steinkopff 2005, dargestellten 25 Kasuistiken wurden deshalb im Hinblick auf die DVO-Leitlinien 2006 überarbeitet, sodass ein direkter Vergleich der diagnostischen und therapeutischen Konsequenzen nach alten und neuen Leitlinien möglich ist.

Nümbrecht und Köln, im September 2006
KLAUS M. PETERS
ULRICH DEUSS

Inhaltsverzeichnis

DVO-Leitlinien 2006 zur Osteoporose

Der folgende kurze Abriss über die wesentlichen Inhalte der DVO-Leitlinien 2006 zur Osteoporose soll dem Leser die Möglichkeit geben, bei der Bearbeitung der Kasuistiken auf wichtige Leitlinieninhalte zuzugreifen. Eine Kitteltaschenversion, eine Kurzfassung sowie eine Langfassung lassen sich im Internet unter www.lutherhaus.de/dvo-leitlinien abrufen.

Für die neue Version der Leitlinien wurden mehr als 1000 neue Studien gesichtet, dabei wurden für die aktuelle Fassung nicht nur neue Osteoporosetherapeutika berücksichtigt, sondern es wurden auch andere Entscheidungskriterien für eine Indikation zur Diagnostik bzw. Therapie erarbeitet. Die Knochendichte ist nicht mehr allein maßgeblich für die Bestimmung des Frakturrisikos bei einer Osteoporose, sondern Alter, andere klinische Risikofaktoren und die Knochendichte sind dabei gemeinsam wichtig und notwendig. Auch die Bewertung der einzelnen Risikofaktoren wurde geändert; so wurde z.B. die Größenabnahme um 4 cm wegen unzureichender Evidenz zurückgenommen, dafür finden sich jetzt andere Risikofaktoren, wie etwa vorbestehende Schenkelhalsfrakturen bei den Eltern. Untergewicht wird nur noch für die Indikation zur Diagnostik herangezogen, bei der Entscheidung zur Therapie wird dieser Risikofaktor nicht mehr gesondert berücksichtigt, da das Gewicht eng mit dem Ergebnis der Knochendichtemessung nach DXA korreliert ist. Die Unterteilung in eine Leitlinie für die Osteoporose der postmenopausalen Frau bzw. die Osteoporose der älteren Frau wurde verlassen, dafür werden jetzt auch Handlungsempfehlungen für die Osteoporose des Mannes gegeben. Aufgrund seines insgesamt niedrigeren Frakturrisikos sind die Schwellenwerte gegenüber denen der Frau um 10 Jahre höher angesetzt.

Eine Basisdiagnostik wird empfohlen, wenn ein geschätztes 10-Jahres-Frakturrisiko von 20% und mehr anzunehmen ist. Die Kriterien, bei denen eine Osteoporose-Basisdiagnostik empfohlen wird, sind in Tabelle 1 zusammengefasst. Dabei müssen je nach Alter und Geschlecht unterschiedliche Voraussetzungen erfüllt sein. Für die Frau ab 70 bzw. den Mann ab 80 Jahren wird grundsätz-

Tabelle 1. Empfehlung einer Osteoporose-Basisdiagnostik

Frau (Jahre)	Mann (Jahre)	Bei Vorliegen eines oder mehrerer der folgenden Befunde (sofern Risiko nicht behebbar)
50–60	60–70	▮ eine oder mehrere Wirbelkörperfraktur(en)
		▮ periphere Frakturen als Einzelfallentscheidung
60–70	70–80	▮ eine oder mehrere Wirbelkörperfraktur(en)
		▮ eine oder mehrere periphere Fraktur(en)
		▮ Schenkelhalsfraktur eines Elternteils
		▮ Untergewicht (BMI < 20)
		▮ Nikotinkonsum
		▮ multiple Stürze
		▮ Immobilität
> 70	> 80	▮ alle, falls aus dem Untersuchungsergebnis therapeutische Konsequenzen gezogen werden

lich eine Untersuchung empfohlen, falls aus dem Ergebnis therapeutische Konsequenzen gezogen werden.

Zur Basisdiagnostik gehören eine ausführliche Anamnese sowie der klinische Befund; besonderer Wert wird auch auf das Abschätzen des Sturzrisikos gelegt. Für die Osteodensitometrie wird weiterhin die DXA-Messung an der Gesamt-LWS sowie am Gesamtfemur empfohlen; für die Beurteilung ist der niedrigste Messwert der Gesamtareale ausschlaggebend. Bei multiplen typischen osteoporotischen Wirbelkörperfrakturen im Röntgenbild ist der Verzicht auf eine Knochendichtemessung vor Therapieeinleitung möglich. Dabei sollte jedoch berücksichtigt werden, dass dadurch eine wichtige Information zur Differenzialdiagnose verloren gehen kann. Die empfohlenen Laboruntersuchungen unterscheiden sich nicht von denen der Leitlinienversion 2003 (Blutbild, BSG/CRP, Calcium, Phosphat, Kreatinin, AP, gGT, TSH, Eiweißelektrophorese). Zur Frakturabklärung kann eine Röntgenaufnahme der BWS und LWS in zwei Ebenen durchgeführt werden, diese Maßnahme ist jedoch nicht obligatorisch. Bei Hinweisen auf sekundäre Osteoporoseformen wird weiterhin die Abklärung durch den Spezialisten empfohlen.

Grundsätzlich sind Basismaßnahmen zur Osteoporose- und Frakturprophylaxe zweckmäßig, durch deren Umsetzung für alle Bereiche von der Primär- bis zur Tertiärprophylaxe eine Verbesserung der Knochenstabilität und/oder eine Verringerung sturzbedingter peripherer Frakturen erreichbar oder wahrscheinlich ist. Dazu zählen insbesondere
▮ Verbesserung der Muskelkraft und Koordination,
▮ Sturzvermeidung,
▮ Anwendung von Hilfsmitteln wie Gehstützen, Rollator oder Hüftprotektoren,
▮ Meidung eines sturzfördernden Vitamin-D-Mangels (Sonne oder Supplementierung von 800–1200 IE Vitamin D täglich),
▮ Optimierung der Calciumzufuhr (1200–1500 mg/Tag) mit der Nahrung oder Supplement,
▮ Medikamentenrevision (Schilddrüsenhormone nicht zu hoch dosieren, Meidung sturzfördernder Medikamente, orale Glucocorticoide kritisch und wenn notwendig niedrig dosiert einsetzen),
▮ Untergewicht vermeiden,
▮ kein Nikotin.

Eine spezifische medikamentöse Therapie wird dann empfohlen, wenn das 10-Jahres-Risiko für Wirbelkörper- und proximale Femurfrakturen >30% und der T-Wert der DXA-Knochendichtemessung an der LWS oder am proximalen Gesamtfemur < –2,0 beträgt. Dieser Schwellenwert entspricht z. B. dem Frakturrisiko einer 70-jährigen Patientin ohne klinische Risikofaktoren. Da in der alten Leitlinienversion ohne vorbestehende Frakturen klinische Risikofaktoren vorhanden sein mussten, lag dort in diesem konkreten Fall das tatsächliche 10-Jahres-Frakturrisiko mit 40–60% höher, sodass der Kreis der therapierten Patienten insgesamt größer wird. Bei einer durchschnittlich erzielbaren medikamentösen Fraktursenkung von 30–40% für die Summe aus Wirbelkörperfrakturen und peripheren Frakturen entspricht dies für die empfohlene minimale Behandlungsdauer von 3–5 Jahren einer „number needed to treat" (NNT) von etwa 15–30 zur Verhinderung einer Wirbelkörper- und/oder peripheren Fraktur.

Die Schwellenwerte für die Empfehlung zur spezifischen Therapie sind in Tabelle 2 nach Alter und Geschlecht getrennt aufgeführt. Beim Vorliegen von Zusatzrisiken kann ein entsprechendes Frakturrisiko bei maximal um einen T-Wert höheren Messwert erreicht werden, sodass sich die Schwellenwerte entsprechend verschieben. Andererseits kann es in besonderen klinischen Situationen, wie z. B. Multimorbitität, durchaus vertretbar sein, eine um bis zu einem T-Wert tiefere Therapieschwelle zu wählen.

Die für die medikamentöse Therapie empfohlenen Präparate sind in Tabelle 3 zusammengestellt. Für alle Präparate ist eine Verminderung von Wirbelkörperfrakturen nach 3 Jahren in ähnlichem Umfang nachgewiesen. Für Alendronat, Östrogene, Risedronat, Strontiumranelat und Teriparatid ist auch ei-

Tabelle 2. Empfehlung für eine spezifische medikamentöse Osteoporosetherapie

Ohne WK-Fraktur bei Lebensalter (Jahre)		T-Wert				
Frau	Mann	−2,0 bis −2,5	−2,5 bis −3,0	−3,0 bis −3,5	−3,5 bis −4,0	< −4,0
50–60	60–70					+
60–65	70–75				+	+
65–70	75–80			+	+	+
70–75	80–85		+	+	+	+
>75	>85	+	+	+	+	+

mit Wirbelkörperfraktur	rasche Therapie wichtig, da hohes akutes Folgerisiko für Wirbelkörperfrakturen!
Zusatzrisiken	**Gesamtkontext**
▌ periphere Fraktur	▌ Multimorbidität
▌ Schenkelhalsfraktur Eltern	▌ Patientenwunsch
▌ Rauchen	▌ kurze Lebenszeit
▌ häufige Stürze	
▌ Immobilität	←——— maximal 1 T-Wert ———→

Tabelle 3. Medikamentöse Therapie der Osteoporose (A-Klassifikation nach DVO-Leitlinie 2006)

Präparat	Handelsname	Dosierung	Kommentar
▌ Alendronat	Fosamax verschiedene Generika	10 mg 1×tägl. p.o. 70 mg 1×wöchentl. p.o.	In der täglichen Dosierung auch zur Therapie der Osteoporose des Mannes zugelassen
▌ Ibandronat	Bonviva	150 mg 1×monatl. p.o. 3 mg 1×alle 3 Monate i.v.	Signifikante Senkung des Risikos peripherer Frakturen nicht gezeigt. In der Kurzfassung noch nicht explizit diskutiert, da bei LL-Redaktionsschluss noch nicht zugelassen
▌ Östrogene	verschiedene Präparate		Nur wenn Menopausenbeschwerden der Haupteinnahmegrund sind
▌ Raloxifen	Evista	60 mg 1×tägl. p.o.	Signifikante Senkung des Risikos peripherer Frakturen nicht gezeigt. Empfehlungsgrad B für eine verringerte Inzidenz von Östrogenrezeptor-positiven Mammakarzinomen
▌ Risedronat	Actonel	5 mg 1×tägl. p.o. 35 mg 1×wöchentl. p.o.	
▌ Strontiumranelat	Protelos	2 g 1×tägl. p.o.	
▌ Teriparatid	Forsteo	20 µg 1×tägl. s.c.	Zulassung nur bei manifester Osteoporose. Therapiedauer auf 18 Monate begrenzt. In der Schweiz zur Therapie der Osteoporose des Mannes zugelassen

ne Verminderung peripherer Frakturen belegt. Östrogene sollten in niedriger Dosierung nur dann eingesetzt werden, wenn primär wegen vasomotorischer Symptome einer Hormontherapie erforderlich ist.

Für den Mann ist die Therapie mit Alendronat in Bezug auf die Senkung von Wirbelkörperfrakturen erwiesen, Teriparatid ist in der Schweiz auch für die Therapie der männlichen Osteoporose zugelassen.

Die Therapiedauer sollte mindestens 3–5 Jahre betragen; dies ist die minimale Zeitspanne, in der Aussagen zur fraktursenkenden Wirkung der Medikamente sicher getroffen werden können.

Verlaufskontrollen sollten nach medikamentöser Therapieeinleitung alle 3–6 Monate, später alle 12 Monate durchgeführt werden. Eine Kontrolle der Osteodensitometrie wird in der Regel nicht vor 2 Jahren nach Einleitung einer Behandlung empfohlen. Insbesondere wird darauf hingewiesen, dass zur Abschätzung des medikamentösen Therapieerfolgs die Osteodensitometrie nur bedingt tauglich ist.

Die Empfehlungen zur Behandlung von Schmerzen und funktionellen Einschränkungen unterscheiden sich nicht wesentlich von denen der Leitlinienversion 2003. Neben einer schnellstmöglichen Mobilisierung nach Frakturen wird eine medikamentöse Schmerztherapie nach dem WHO-Schema empfohlen. Gegebenenfalls sollte eine Stabilisierung durch die Anwendung einer Orthese erfolgen. Darüber hinaus werden physiotherapeutische Maßnahmen und die Möglichkeiten einer ambulanten oder stationären Rehabilitation hervorgehoben. Bei therapieresistenten Schmerzen durch Wirbelkörperfrakturen nach in der Regel mehr als 3-monatigem

konservativen multimodalen Therapieversuch und nach überprüfbarer interdisziplinärer Begutachtung und konsensueller Indikationsstellung wird auch die Indikation für eine Kypho- oder Vertebroplastie gesehen.

Die neue Leitlinie zur Diagnostik und Therapie der Glucocorticoid-induzierten Osteoporose wurde gegenüber der Vorversion deutlich vereinfacht. So wurde insbesondere die Einteilung in „inzidente" und „prävalente" Patienten aufgegeben. Indikation für eine Diagnostik ist eine Glucocorticoidtherapie über mehr als 3 Monate (mit Ausnahme der Substitutionstherapie bei Steroidmangel) in jeder systemischen Dosierung. Neu aufgetretene osteoporosetypische periphere oder Wirbelkörperfrakturen stellen natürlich ebenfalls eine Indikation zur Diagnostik dar. Darüber hinaus sollten als besondere Risikofaktoren berücksichtigt werden: hohe Krankheitsaktivität, Untergewicht oder starke Gewichtsabnahme, hohes Sturzrisiko, Alter > 70 Jahre, starke eingeschränkte Mobilität sowie verkürzte reproduktive Phase bei Frauen bzw. der Hypogonadismus bei Männern.

Grundsätzlich wird eine allgemeine Osteoporoseprophylaxe mit 1000–1500 mg Calcium pro Tag und 400–1200 IE Vitamin D pro Tag empfohlen. Eine Indikation für eine spezifische medikamentöse Therapie besteht bei einer Glucocorticoidtherapie über mehr als 3 Monate oder bei bereits manifester osteoporotischer Fraktur und einem T-Wert von < –1,5. Zugelassen für die Therapie der Glucocorticoid-induzierten Osteoporose ist die tägliche Behandlung mit Alendronat oder Risedronat oder auch die zyklische Therapie mit Etidronat. Beim Mann ist grundsätzlich die Situation des „off label use" zu berücksichtigen.

Fallbeispiele

Patient 1

(s. Buch S. 26–29)

Diagnose

Postmenopausale Osteoporose ohne pathologische Fraktur.

Einordnung in die DVO-Leitlinien 2006

An klinischen Risikofaktoren zur Durchführung einer Basisdiagnostik liegt bei der 69-jährigen Patientin ein Untergewicht vor (BMI 19,7). Weitere Risikofaktoren bestehen nicht. Die Häufung von Osteoporose in der Familie ist per se noch kein Risikofaktor, hier ist gezielt nach der Anamnese einer proximalen Femurfraktur, insbesondere bei der Mutter zu fragen.

Therapie

Therapieziel

Verhinderung der ersten pathologischen Fraktur.

Therapeutische Maßnahmen

Mit 69 Jahren und Fehlen weiterer Risikofaktoren muss bei der Patientin ein T-Wert von < –3,0 vorliegen, damit eine spezifische medikamentöse Therapie empfohlen werden kann. Untergewicht ist ein klinischer Risikofaktor der Basisuntersuchung, spielt aber als unabhängiger Risikofaktor bei der Beurteilung der Frakturrate nach Einbeziehung der DXA-Messung keine Rolle mehr, da das Gewicht eng mit der Knochendichtemessung assoziiert ist und nach deren Einbeziehung kein additives Risiko mehr darstellt. Bei der Patientin kommen somit nur die Basismaßnahmen zur Osteoporose- und Frakturprophylaxe zum Tragen. Hier sollte die Patientin insbesondere über eine ausreichende Ernährung (BMI > 20) aufgeklärt werden.

Kommentar

Nach den DVO-Leitlinien 2003 wäre diese Patientin noch mit einer spezifischen medikamentösen Therapie behandelt worden. Genauer zu erfragen ist bei ihr das eventuelle Vorliegen einer proximalen Femurfraktur eines Elternteils sowie ein eventueller Nikotinkonsum.

Patient 2
(s. Buch S. 30–33)

Diagnose

Osteoporose der älteren Frau mit Frakturen von BWK 7, BWK 12 und LWK 1.

Einordnung in die DVO-Leitlinien 2006

Die Indikation zur Durchführung einer Basisdiagnostik ist bei der Patientin allein schon aufgrund ihres Lebensalters über 70 Jahre gegeben. Darüber hinaus bestanden zunehmende Schmerzen im gesamten Rücken nach einem Treppensturz vor etwa 2 Monaten. Aufgrund der nachgewiesenen osteoporotischen Frakturen von BWK 7, BWK 12 und LWK 1 ist eine DXA-Knochendichtemessung prinzipiell entbehrlich, da hierdurch die Therapieentscheidung nicht verändert wird. Dies sollte aber nur dann der Fall sein, wenn es der klinischen Situation angemessen ist (z. B. multimorbider Patient oder wenn DXA-Messung nicht möglich wie bei Zustand nach Hüft-TEP beiderseits und degenerativen Wirbelsäulenveränderungen), da sonst natürlich ein differenzialdiagnostisches Element (sind die Wirbelkörperfrakturen wirklich osteoporosebedingt?) verloren geht.

Therapie

Therapieziel

Vermeidung weiterer Frakturen.

Therapeutische Maßnahmen

Die Bisphosphonattherapie wurde umgestellt auf Risedronat 35 mg einmal wöchentlich. Die Supplementierung von 1000 mg Calcium und 800 IE Vitamin D pro Tag wurde beibehalten. Als Analgetikum erhielt die Patientin 3-mal 50 mg eines retardierten Tilidinpräparates. Zum kurzzeitigen Gebrauch wurde eine Osteomed-Orthese verordnet. Ein besonderer Schwerpunkt der krankengymnastischen Behandlung war das Geh- und Koordinationstraining.

Kommentar

Etidronat gehört gemäß DVO-Leitlinie 2006 bei Frauen ab der Menopause aufgrund der schlechteren Evidenzlage nicht zu den Medikamenten der ersten Wahl. Statt Risedronat hätten alternativ auch die Bisphosphonate Alendronat oder Ibandronat oder auch Strontiumranelat und Raloxifen eingesetzt werden können (Tabelle 3).

Aufgrund des bestehenden Morbus Parkinson mit kleinschrittigem, unsicherem Gang und erhöhter Sturzneigung besteht bei der Patientin gerade auch ein hohes Risiko für extravertebrale Frakturen; eine Verminderung peripherer Frakturen ist aber für Ibandronat und auch Raloxifen nicht nachgewiesen. Eine weitere therapeutische Alternative bei der Patientin wäre bei manifester Osteoporose mit bereits drei nachgewiesenen Wirbelkörperfrakturen und noch fehlenden peripheren Frakturen eine Gabe von Teriparatid. Hier ist bei der 78-jährigen Patientin mit Morbus Parkinson die regelmäßige tägliche s.c. Injektion sicherzustellen.

Patient 3
(s. Buch S. 34–37)

▌ Diagnose

Glucocorticoid-induzierte Osteoporose mit Frakturen von BWK 12 und distalem Unterarm bei chronisch obstruktiver Atemwegserkrankung („COPD").

▌ Einordnung in die DVO-Leitlinien 2006

Bei der Patientin liegt eine Glucocorticoid-induzierte Osteoporose bei länger bestehender Steroidbehandlung vor. Darüber hinaus hatte die Patientin schon eine periphere Fraktur erlitten. Somit ist die Durchführung der Basisdiagnostik indiziert. Als weiterer klinischer Risikofraktur ist der Nikotinabusus aufzuführen.

▌ Therapie

Therapieziel

Vermeidung weiterer Wirbelkörperfrakturen sowie weiterer peripherer Frakturen, Schmerzreduktion.

Therapeutische Maßnahmen

Bei einer Glococorticoid-induzierten Osteoporose und laufender Steroidbehandlung ist eine spezifische medikamentöse Therapie ab einem DXA-T-Score < –1,5 wissenschaftlich ausreichend belegt. Hier stellen Bisphosphonate Mittel der ersten Wahl dar. Da es sich gleichzeitig um eine postmenopausale Frau handelt, ist die Gabe der folgenden drei Bisphosphonate möglich: Alendronat 10 mg/Tag oral oder Risedronat 5 mg/Tag unter ausreichender Calcium- und Vitamin-D-Aufnahme bzw. Etidronat 400 mg über 14 Tage sowie anschließend eine Basistherapie mit Calcium 500 mg und 400 IE Cholecalciferol über 76 Tage in zyklischer Wiederholung.

▌ Kommentar

In der überarbeiteten Fassung der DVO-Leitlinie für Glucocorticoid-induzierte Osteoporose entfällt die Unterscheidung in inzidente und prävalente Patienten. Besteht eine Glucocorticoidtherapie über mehr als 3 Monate oder liegt bereits eine manifeste osteoporotische Fraktur vor, ist ab einem T-Wert < –1,5 eine spezifische medikamentöse Therapie der Osteoporose indiziert.

Für die Wochentablette Risedronat 35 mg bzw. Alendronat 70 mg besteht für die Glucocorticoid-induzierte Osteoporose keine Zulassung.

Patient 4
(s. Buch S. 38–41)

Diagnose

Sekundäre Osteoporose bei primärem Hyperparathyreoidismus.

Therapie

Therapieziele und therapeutische Maßnahmen bleiben entsprechend unverändert.

Einordnung in die DVO-Leitlinien 2006

Hier gibt es keine Änderungen im diagnostischen und therapeutischen Vorgehen. Allein aufgrund der Hyperkalzämie ist eine weitere Abklärung bei einem Facharzt indiziert.

Patient 5
(s. Buch S. 42–45)

▮ Diagnose

Senile Osteoporose ohne Fraktur.

▮ Einordnung in die DVO-Leitlinien 2006

Allein aufgrund des Lebensalters von über 75 Jahren ist ein ausreichendes Risiko zur Durchführung einer Basisdiagnostik gegeben. Als klinischer Risikofraktor liegen zwei Stürze in den letzten 6 Monaten vor.

▮ Therapie

Therapieziel

Vermeidung von Wirbelkörperfrakturen bzw. peripheren Frakturen.

Therapeutische Maßnahmen

Aufgrund des Lebensalters von über 75 Jahren ist eine spezifische medikamentöse Therapie schon ab einem T-Wert von –2,0 indi-ziert. Bei der Patientin liegt ein T-Wert des linken proximalen Femurs von –2,6 vor. Neben einer Basistherapie (500–1000 mg Calcium, 400–800 IE Cholecalciferol p.o. täglich) sollte eine antiresorptive Therapie zur Verhinderung von Wirbelkörper- und peripheren Frakturen erfolgen. Es ist prinzipiell eine Therapie mit Alendronat 10 mg/Tag p.o. oder 70 mg 1-mal pro Woche p.o., Risedronat 5 mg/Tag p.o. oder 35 mg 1-mal pro Woche p.o. oder alternativ Raloxifen 60 mg/Tag p.o. möglich. Alternativ ist die Gabe von Ibandronat 150 mg p.o. als Monatstablette möglich oder von Strontiumranelat 2 g als Granulat 1-mal 1 Beutel abends (Tabelle 3). Außerdem sollten die Allgemeinmaßnahmen zur Osteoporose- und Frakturprophylaxe beachtet werden.

▮ Kommentar

In der Behandlung ergibt sich bei dieser Patientin durch die DVO-Leitlinie 2006 keine Änderung, der Behandlungsbeginn erfolgt aber bereits ab einem T-Wert von –2,0 statt –2,5.

Patient 6
(s. Buch S. 46–49)

▮ Diagnose

Plasmozytom mit sekundärer Osteoporose und pathologischen Frakturen von BWK 12 und LWK 1.

▮ Einordnung in die DVO-Leitlinien 2006

Dieser Fall wird auch durch die DVO-Leitlinien 2006 nicht abgedeckt, da es sich um eine sekundäre Osteoporose bei Plasmozytom handelt. Hier ist die weitere Diagnostik und Therapie bei einem Facharzt indiziert.

▮ Therapie

Therapieziele

Behandlung der Grunderkrankung, Vermeidung weiterer Frakturen.

Patient 7
(s. Buch S. 50–53)

▎ Diagnose

Glucocorticoid-induzierte Osteoporose mit BWK-7- und LWK-2-Fraktur sowie distaler Radiusfraktur.

▎ Einordnung in die DVO-Leitlinien 2006

Bei dem 74-jährigen Patienten liegt eine Glucocorticoid-induzierte Osteoporose bei länger bestehender Steroidbehandlung vor. Darüber hinaus hatte der Patient schon eine periphere Fraktur erlitten. Somit ist die Durchführung der Basisdiagnostik indiziert.

▎ Therapie

Therapieziel

Verhinderung weiterer Frakturen.

Therapeutische Maßnahmen

Der Patient erhielt eine Kombinationsbehandlung bestehend aus der Basistherapie (1000 mg Calcium und 880 IE Vitamin D) sowie eine Bisphosphonattherapie mit Alendronat 10 mg/Tag.

▎ Kommentar

Es ergibt sich keine Änderung in der Diagnostik und Therapie gegenüber der DVO-Leitlinie zur Glucocorticoid-induzierten Osteoporose aus dem Jahr 2003. Alendronat in der 10-mg-Dosierung ist allgemein zur Osteoporosetherapie des Mannes zugelassen. Eine explizite Unterscheidung zwischen Glucocorticoid-induzierter Osteoporose und anderen Osteoporoseformen findet sich in der Zulassung nicht.

Patient 8
(s. Buch S. 54–57)

▌ Diagnose

Osteoporose des Mannes mit pathologischen Frakturen.

▌ Einordnung in die DVO-Leitlinien 2006

Die Osteoporose des Mannes ab dem 60. Lebensjahr ist in der DVO-Leitlinie 2006 berücksichtigt. Die Durchführung der Basisdiagnostik ist aufgrund des Alters des Mannes und der bereits vorliegenden Wirbelkörperbrüche (Keilwirbel Th 6–9) gerechtfertigt.

▌ Therapie

Therapieziel

Vermeidung weiterer Frakturen.

Therapeutische Maßnahmen

Für die Osteoporose des Mannes ist bisher nur Alendronat in der Dosierung 10 mg/Tag zugelassen, zusätzlich Calcium- und Vitamin-D-Supplementation. Sollte eine erneute Therapie mit Alendronat wieder Oberbauchschmerzen verursachen, ist eine Umstellung der antiresorptiven Therapie indiziert. Möglich wäre die Gabe von Ibandronat 150 mg als Monatstablette, was allerdings eine Off-label-Behandlung darstellt.

Weitere Off-label-Alternativen: Risedronat 35 mg 1-mal 1 Tabl. pro Woche, Strontiumranelat 2 g/Tag oral als Granulat.

▌ Kommentar

Im Unterschied zur DVO-Leitlinie 2003 ist in der aktuellen Fassung 2006 jetzt auch die Osteoporose bei Männern ab dem 60. Lebensjahr berücksichtigt.

Patient 9
(s. Buch S. 58–61)

▊ Diagnose

Osteoporose mit Fraktur von LWK 1 und manifester Hyperthyreose bei Morbus Basedow.

▊ Einordnung in die DVO-Leitlinien 2006

Bei der 62-jährigen Patientin sind zunächst keine klinischen Risikofaktoren offensichtlich. Aufgrund des akuten Schmerzereignisses im Rücken nach Anheben eines Koffers ist aber die Durchführung von Röntgenaufnahmen der BWS in zwei Ebenen angezeigt. Hier ergibt sich eine Fraktur des ersten Lendenwirbelkörpers, und damit die Indikation für eine weitere Osteoporosediagnostik. Die anschließend durchgeführte DXA-Knochendichtemessung ergab einen T-Wert L1–4 von –3,52 sowie einen T-Score des proximalen Femurs von –2,67. Aufgrund der diagnostizierten LWK-1-Fraktur ist eine spezifische medikamentöse Therapie der Osteoporose ab einem T-Score von < –2,0 indiziert.

▊ Therapie

Therapieziel

Vermeidung weiterer Frakturen, Normalisierung des Schilddrüsenhormonstoffwechsels.

Therapeutische Maßnahmen

Alendronat 70 mg 1-mal pro Woche, Calcium 1000 mg und Vitamin D 800 IE pro Tag. Thyreostatische Therapie mit Thiamazol.

▊ Kommentar

Die spezifische medikamentöse Therapie der Osteoporose hätte hier alternativ auch mit Risedronat 35 mg 1-mal 1 Tabl. pro Woche, Ibandronat 150 mg 1-mal 1 Tabl. pro Monat, Raloxifen 60 mg 1-mal 1 Tabl. pro Tag und Strontiumranelat 2 g 1-mal 1 Beutel pro Tag durchgeführt werden können. Prinzipiell ist auch der Einsatz von Teriparatid subkutan möglich. Allerdings ist die Therapiedauer auf 18 Monate begrenzt.

Patient 10
(s. Buch S. 62–65)

Diagnose

Osteoporose der älteren Frau nach Oberschenkelhalsfraktur rechts und multiplen Wirbelkörperfrakturen.

Einordnung in die DVO-Leitlinien 2006

Aufgrund des Alters von über 79 Jahren ist bei der Patientin die Durchführung der Basisdiagnostik angezeigt. Als weitere klinische Risikofaktoren liegen eine Oberschenkelhalsfraktur rechts vor 4 Jahren sowie zwei Wirbelkörperfrakturen vor.

Therapie

Therapieziel

Vermeidung weiterer Wirbelkörperfrakturen sowie weiterer peripherer Frakturen, Schmerzlinderung, Erhaltung der Mobilität.

Therapeutische Maßnahmen

Intensivierung der analgetischen Pharmakotherapie durch Zugabe von Tramadol, gleichzeitig Beginn von Aufbautraining der Rumpfmuskulatur unter krankengymnastischer Anleitung.

70 mg Alendronat 1-mal pro Woche, Fortführung der Calcium- und Vitamin-D-Supplementation. Empfehlung einen Hüftprotektor zu tragen, zumindest bei vorauszusehender Sturzgefahr (z. B. Nässe, Glatteis).

Kommentar

Aufgrund der typischen osteoporotischen Wirbelkörperfrakturen sowie einer peripheren Fraktur ist der Verzicht auf eine Knochendichtemessung zur Therapieeinleitung bei dieser Patientin prinzipiell möglich. Dies sollte aber nur dann der Fall sein, wenn es der klinischen Situation angemessen ist (z. B. multimorbider Patient oder wenn DXA-Messung nicht möglich wie bei Zustand nach Hüft-TEP beiderseits und degenerativen Wirbelsäulenveränderungen), da sonst natürlich ein differenzialdiagnostisches Element (sind die Wirbelkörperfrakturen wirklich osteoporosebedingt?) verloren geht.

Therapeutische Alternativen stellen Risedronat, Strontiumranelat sowie auch Teriparatid dar, da für diese Substanzen wie für Alendronat sowohl eine Verminderung von Wirbelkörperfrakturen, als auch eine Verminderung peripherer Frakturen nachgewiesen ist (Tabelle 3).

Patient 11
(s. Buch S. 66–69)

▌ Diagnose

Osteoporose der postmenopausalen Frau mit medialer Schenkelhalsfraktur links.

▌ Einordnung in die DVO-Leitlinien 2006

Die Indikation für eine weitere Osteoporose-diagnostik ist bei der postmenopausalen Frau unter 60 Jahren mit peripherer Fraktur als Einzelfallentscheidung zu treffen. Da aufgrund der anamnestischen Angaben eher von einem Niedrigenergietrauma als Ursache der Fraktur auszugehen ist und als zusätzlicher Risikofaktor die Gewichtsabnahme mit einem Untergewicht (BMI 19) vorliegt, ist im vorliegenden Fall sicher eine Indikation zur weiteren Diagnostik gegeben.

▌ Therapie

Therapieziel

Vermeidung von weiteren peripheren Frakturen bzw. von Wirbelkörperfrakturen.

Therapeutische Maßnahmen

Aufgrund der Knochendichtemessung mit einem T-Score L1–4 von –1,84 sowie einem T-Score des rechten Femurhalses von –1,51 wird nach der DVO-Leitlinie 2006 eine spezifische medikamentöse Therapie nicht empfohlen. Untergewicht ist ein klinischer Risikofaktor der Basisuntersuchung, spielt aber als unabhängiger Risikofaktor bei der Beurteilung der Frakturrate nach Einbeziehung der DXA-Messung keine Rolle mehr, da das Gewicht eng mit der Knochendichtemessung assoziiert ist und nach deren Einbeziehung kein additives Risiko mehr darstellt. Bei der Patientin kommen somit nur die Basismaßnahmen zur Osteoporose- und Frakturprophylaxe zum Tragen. Hier soll die Patientin insbesondere über eine ausreichende Ernährung (BMI > 20) aufgeklärt werden.

▌ Kommentar

In den therapeutischen Maßnahmen ergibt sich keine Änderung zu den DVO-Leitlinien 2003. Die Wirkung einer spezifischen medikamentösen Therapie der Osteoporose oberhalb eines DXA-T-Werts von –2,0 ist nicht belegt.

Patient 12
(s. Buch S. 70–73)

Diagnose

Pertrochantäre Femurfraktur und Deckplatteneinbruch LWK 1 bei normaler Knochendichte.

Einordnung in die DVO-Leitlinien 2006

Die Empfehlung zur Durchführung einer Basisdiagnostik bei der 63-jährigen Hausfrau ist aufgrund der LWK-1-Fraktur und der pertrochantären Femurfraktur links gegeben.

Therapie

Therapieziel

Vermeidung weiterer Frakturen, weitere diagnostische Abklärung der Frakturursache.

Therapeutische Maßnahmen

Der Nutzen einer spezifischen medikamentösen Therapie ist bei normaler Knochendichte nicht gegeben. Es ist intensiv nach anderen Frakturursachen zu fahnden.

Patient 13
(s. Buch S. 74–77)

▌ Diagnose

Osteoporomalazie bei D-Hypovitaminose und Verdacht auf Resorptionsstörungen.

▌ Einordnung in die DVO-Leitlinien 2006

Aufgrund des erniedrigten Serumcalciums, der erhöhten alkalischen Phosphatase sowie bei Zustand nach Magenresektion muss der Verdacht auf eine sekundäre Osteoporose geäußert werden. Auch die neuen Leitlinien sehen in diesem Fall die Überweisung zum osteologischen Experten vor, da die Basisdiagnostik bei Verdacht auf sekundäre Osteoporose oft nicht ausreichend ist, um das Fragilitätsrisiko zu beurteilen und das Krankheitsbild ausreichend diagnostisch abzuklären.

▌ Therapie

Therapieziele

Normalisierung von Serumcalcium, alkalischer Phosphatase sowie iPTH durch Substitutionstherapie; Schmerzlinderung; Vermeidung von Frakturen.

Therapeutische Maßnahmen

Cholecalciferol initial 20 000 IE/Tag. Keine Calciumsupplementation, da diese zuvor mit gastrointestinalen Nebenwirkungen einherging.

▌ Kommentar

Nach den neuen Leitlinien ist der akut aufgetretene starke Rückenschmerz keine automatische Indikation mehr für die Aufnahme einer Osteoporosediagnostik. Vielmehr müsste er zunächst durch eine Röntgendiagnostik weiter abgeklärt werden. Sollte sich dabei eine Wirbelkörperfraktur bestätigen, wäre auch ohne weitere klinische Risikofaktoren der Einstieg in die Osteoporosediagnostik gegeben.

Im vorliegenden Fall sind die geschilderten Schmerzen nicht typisch für eine Wirbelkörperfraktur. Die Röntgendiagnostik zeigte eine verwaschene Knochenstruktur, sodass bereits radiologisch der Verdacht auf eine osteomalazische Komponente geäußert werden konnte. Laborchemisch findet sich ein ausgeprägter sekundärer Hyperparathyreoidismus, der bei normalem Kreatinin sowie aufgrund der Anamnese mit Zustand nach Magenresektion als gastrointestinaler Hyperparathyreoidismus gewertet werden kann. Unter relativ hoch dosierter Vitamin-D-Substitution konnte eine weitgehende Normalisierung der Laborwerte (noch leicht erhöhte alkalische Phosphatase, iPTH im oberen Normbereich) erreicht werden, obwohl eine Calciumsupplementation mit verschiedensten Präparaten nicht vertragen wurde. Bereits kurz nach Einleitung der Therapie war auch eine deutliche Besserung der Schmerzsymptomatik festzustellen, nach 2 Monaten war die Patientin schmerzfrei. Derzeit nimmt sie 20 000 IE Cholecalciferol einmal wöchentlich ein.

Patient 14
(s. Buch S. 78–81)

Diagnose

Mediale Schenkelhalsfraktur bei Osteoporose.

Einordnung in die DVO-Leitlinien 2006

Eine Abklärung entsprechend den DVO-Leitlinien ist nicht möglich, da die 46-jährige Frau noch prämenopausal ist.

Die Indikation für eine Abklärung wurde bei der prämenopausalen Patientin in der erlittenen peripheren Fraktur (mediale Schenkelhalsfraktur) ohne größeres Trauma und den vorliegenden Risikofaktoren für eine Osteoporose gesehen. Nach der neuen DVO-Leitlinie ist die Familienanamnese jedoch nur als Risikofaktor zu werten, wenn eine proximale Femurfraktur bei einem Elternteil besteht. Eine TSH-supprimierende Therapie mit einem Schilddrüsenhormonpräparat (außer im Rahmen der Nachsorge differenzierter Schilddrüsenkarzinome) ist zu vermeiden.

Therapie

Therapieziel

Vermeidung weiterer Frakturen.

Kommentar

Ausschluss einer sekundären Ursache der Knochendichteminderung. Wenn eine ursächliche Therapie nicht möglich ist, sollte neben der Basismedikation eine „Off-label"-Therapie z. B. mit einem Bisphosphonat nach entsprechender Aufklärung der Patientin erfolgen.

Patient 15
(s. Buch S. 82–85)

Diagnose

Sekundäre Osteoporose mit Wirbelkörperfrakturen bei Mastozytose

Einordnung in die DVO-Leitlinien 2006

Bei sekundärer Osteoporose ist nach Leitlinien weiterhin die Überweisung zum Facharzt zur weiteren diagnostischen Abklärung sowie zur Therapieeinleitung vorgesehen

Therapie

Therapieziele

Schmerzlinderung, Vermeidung weiterer Frakturen, Verhinderung der Progression der Mastozytose.

Therapeutische Maßnahmen

Vertebroplastie, Absetzen der Analgetika. Sonstige Pharmakotherapie noch unverändert.

Kommentar

Vorstellungsgrund war eine neu aufgetretene Wirbelkörperfraktur unter Therapie mit Alendronat bei sekundärer Osteoporose. Primär galt es, dem durch die Schmerzen hochgradig in seiner Mobilität eingeschränkten und arbeitsunfähigen Patienten die Schmerzen zu nehmen. Da die Schmerzen zeitlich zweifelsfrei mit dem akuten Frakturereignis korrelierten, wurde die Möglichkeit einer Vertebroplastie, die in diesen Fällen rasche Schmerzlinderung bringen kann, diskutiert. Allerdings existieren hierzu keine Studien, die den Kriterien der Evidence based medicine genügen. Der Patient entschloss sich zu diesem Eingriff, der 2 Tage später komplikationslos durchgeführt wurde. Die analgetische Therapie konnte unmittelbar danach abgesetzt werden. Der Patient konnte seine Arbeit als Zahnarzt in der darauf folgenden Woche wieder aufnehmen, die damit verbundene Zwangshaltung führt jedoch nach jeweils ca. 2 Stunden zu einer erneuten Schmerzzunahme.

Ferner wurde ein intensives, krankengymnastisch angeleitetes Training der Rumpfmuskulatur begonnen. Das Arbeiten in Kyphosehaltung sollte nach Möglichkeit vermieden werden.

Weiterhin ist zu überlegen, warum der Patient nach 7-jährigem Intervall eine erneute Fraktur erlitten hat. Sicherlich ist diese im Rahmen der Osteoporose erklärbar; dennoch muss geprüft werden, ob nicht eine Progression der Mastozytose oder eine andere Ursache hierfür verantwortlich ist. Vor diesem Hintergrund wäre eine Histologie aus dem frakturierten Wirbelkörper im Rahmen der Vertebroplastie wünschenswert gewesen. Andere Untersuchungen (Thoraxröntgen, MRT der BWS, Abdomensonographie, Beckenkammbiopsie) blieben ohne weiterführendes Resultat.

Letztlich ist noch zu diskutieren, wie die weitere antiosteoporotische Therapie zu gestalten ist. Die Datenlage zur Langzeittherapie mit Bisphosphonaten ist dürftig, was deren Effektivität anbelangt. Dennoch fällt es schwer, die antiresorptive Therapie kurz nach dem Frakturereignis abzusetzen, weil Alternativen mit besser nachgewiesener Wirksamkeit fehlen.

Patient 16
(s. Buch S. 86–89)

Diagnose

Osteoporose bei postmenopausaler Frau mit peripherer Fraktur.

Einordnung in die DVO-Leitlinien 2006

Aufgrund des Alters von 67 Jahren und der bereits vorliegenden peripheren Fraktur (distale Radiusfraktur links) liegt eine Indikation zur weiteren Osteoporosediagnostik vor. Zusätzliche LWK-Frakturen wurden radiologisch ausgeschlossen.

Therapie

Therapieziele

Vermeidung von weiteren peripheren Frakturen bzw. Wirbelkörperfrakturen.

Therapeutische Maßnahmen

Bei Frauen im Alter von 65–70 (Männer 75–80 Jahre) ohne Wirbelkörperfrakturen wird eine knochenspezifische Therapie erst bei einem T-Score $< -3{,}0$ empfohlen. Diese Schwelle kann durch das Vorliegen weiterer Risikofaktoren, wie im aktuellen Fall einer peripheren Fraktur, um bis zu einem T-Wert angehoben werden. Damit würde nach den neuen Leitlinien neben den Basismaßnahmen (ausreichende Versorgung mit Calcium und Vitamin D sowie allgemeine Maßnahmen zur Osteoporose- und Frakturprävention) die Indikation für eine spezifische Therapie bestehen. Dazu kämen die in Tabelle 3 aufgeführten Präparate in Frage, wobei allerdings eine osteoanabole Therapie mit Teriparatid bei der isolierten peripheren Fraktur nicht indiziert ist.

Kommentar

Im vorliegenden Fall wurden nach der DVO-Leitlinie 2003 nur Basismaßnahmen und keine spezifische Therapie empfohlen. Dies erfolgte erst bei einer peripheren Fraktur und einem T-Score $< -2{,}5$. Da jetzt das Alter als zusätzlicher Risikofaktor herangezogen wird, erfolgt bei der aktuellen Konstellation eine Empfehlung zur spezifischen Therapie ab einem Alter von 65 Jahren bei Frauen bzw. 75 Jahren bei Männern.

Patient 17
(s. Buch S. 90–93)

▮ Diagnose

Laut Familienanamnese und Sonodensitometrie erhöhtes Risiko für Osteoporose

▮ Einordnung in die DVO-Leitlinien 2006

Eine Indikation für eine weitergehende Diagnostik wäre bei der Patientin, bei der bislang keine Fraktur aufgetreten ist, nur gegeben, wenn noch andere Risikofaktoren zu erheben wären. Dazu wäre eine proximale Femurfraktur bei einem Elternteil zu eruieren, die den Weg zu einer weiteren Abklärung öffnen würde. Auch nach Nikotinkonsum wäre noch zu fragen. Dagegen scheiden Untergewicht, multiple Stürze und Immobilität aufgrund der erhobenen Daten aus.

Für die Bestimmung der Knochendichte wird weiterhin eine DXA-Messung als Standardverfahren empfohlen. An der Lendenwirbelsäule wird der mittlere Wert von L1–4 ermittelt, am proximalen Femur ist der T-Wert der Gesamtfemurregion („total hip") am besten geeignet. Für die Abschätzung des Frakturrisikos wird der niedrigere der beiden Werte herangezogen.

Quantitative Ultraschallverfahren können ebenfalls Aussagen zum Frakturrisiko machen. Nach den Leitlinien wird in folgenden Ausnahmesituationen eine quantitative Ultraschalluntersuchung als Erstdiagnostik als sinnvoll angegeben:
▮ als Bestandteil des Risikoassessments bei Hochrisikopatienten in Regionen, in denen kein DXA-Gerät zur Verfügung steht als Vortest vor einer DXA-Untersuchung im Falle eines hohen Gesamtrisikos;
▮ als Bestandteil des Risikoassessments bei Hochrisikopersonen mit einer typischen Wirbelkörperfraktur in Regionen, in denen kein DXA-Gerät zur Verfügung steht mit unmittelbarer therapeutischer Konsequenz bei hohem Gesamtrisiko ohne anschließende DXA-Untersuchung.

Die T-Werte dieser Messverfahren sind bezüglich der Risikoabschätzung nicht auf die T-Werte der DXA-Messung übertragbar. Hier bietet die Langfassung der Leitlinien 2006 Anleitungen für eine diesen Verfahren angemessene Risikobeurteilung.

Der vorliegende Fall rechtfertigt in der beschriebenen Form nicht den Einsatz eines Ultraschallverfahrens als Ausnahmesituation.

▮ Therapie

Therapieziel

Verhinderung der ersten pathologischen Fraktur.

Therapeutische Maßnahmen

Der Patientin wurden Ratschläge zur Optimierung der Ernährung bezüglich des Calciums gegeben, außerdem Anleitung zu einem osteoporoseoptimierten Sportprogramm. Bei der sportlich aktiven und völlig mobilen Patientin wurde auf eine zusätzliche VitaminD-Supplementation verzichtet.

▮ Kommentar

Obwohl dieser Fall durch die DVO-Leitlinien nicht abgedeckt ist, ergeben sich auch bei dieser sehr häufig anzutreffenden Konstellation interessante Diskussionspunkte für die Praxis. Bei der Patientin besteht nach Ausschluss eines Nikotinkonsums und einer proximalen Femurfraktur eines Elternteils keiner der Hochrisikofaktoren, der die Aufnahme einer Basisdiagnostik rechtfertigt.

Dennoch kann sich die Frage stellen, ob der Patientin wegen des Ultraschallbefunds nicht noch eine ergänzende DXA-Messung zu empfehlen ist.

Nach der DVO-Leitlinie 2003 war keine Ergebniskonstellation denkbar, die eine andere therapeutische Entscheidung ergeben hätte. In der Version 2006 wird aber bei einer 62-jährigen Patientin und einem T-Score < –3,5 auch ohne weitere Riskofaktoren durchaus eine spezifische Therapie empfohlen, sodass im Einzelfall die Empfehlung einer zusätzlichen DXA-Messung gerechtfertigt sein kann.

Patient 18
(s. Buch S. 94–97)

▌ Diagnose

Ausgeprägte Osteopenie bei pertrochantärer Femurfraktur rechts.

Hemiparesebedingte Gangunsicherheit nach Apoplex.

▌ Einordnung in die DVO-Leitlinien 2006

Eine Abklärung entsprechend den DVO-Leitlinien für die postmenopausale Frau ist allein schon aufgrund des Alters von 74 Jahren in jedem Fall vorzunehmen. Die erlittene Femurfraktur sowie das erhöhte Sturzrisiko erhöhen das Risiko für weitere Frakturen, sodass auch bei einem T-Score von –2,4 eine Indikation für eine spezifische Therapie gegeben ist.

▌ Therapie

Therapieziele

Sturzvermeidung, Vermeidung weiterer Frakturen.

▌ Therapeutische Maßnahmen

In Anbetracht des hohen Frakturrisikos sollte neben der Calcium- und Vitamin-D-Supplementation sowie den allgemeinen Empfehlungen zur Sturzprophylaxe und der Verordnung von Krankengymnastik zur Verbesserung der Koordination eine spezifische Therapie erfolgen. Bei der Auswahl ist ein nachgewiesener Schutz vor Schenkelhalsfrakturen zu fordern, sodass am ehesten Alendronat, Risedronat oder Strontiumranelat in Frage kommen (Tabelle 3).

▌ Kommentar

Bei der Patientin wurde eine Behandlung mit einem Bisphosphonat durchgeführt. Die Diskussion des Falls nach den DVO-Leitlinien 2003 ergab aber noch keine Indikation für eine spezifische Therapie (erst bei T-Score < –2,5), es wurden lediglich Allgemeinmaßnahmen vorgeschlagen. In der Fassung 2006 besteht bei Frauen im Alter von 70–75 Jahren (Männer 80–85 Jahren) und peripherer Fraktur bereits bei einem T-Wert ≤ –2,0 eine Indikation für eine spezifische Therapie.

Patient 19
(s. Buch S. 98–101)

▌ Diagnose

Osteoporose der älteren Frau mit Frakturen von BWK 8 und BWK 12 und distalem Unterarm.

▌ Einordnung in die DVO-Leitlinien 2006

Indikation für die Abklärung der Patientin ist primär das Alter >70 Jahre, zusätzlicher Risikofaktor ist die vorangegangene periphere Fraktur.

▌ Therapie

Therapieziel

Vermeidung weiterer Wirbelkörperfrakturen sowie weiterer peripherer Frakturen.

Therapeutische Maßnahmen

Bei unauffälligem Ergebnis weiterer osteologischer Abklärung und positiver Ulkusanamnese (Ulcus ventriculi vor 4 Monaten) erhielt die Patientin neben der Basistherapie (500 mg Calcium und 400 IE Cholecalciferol) Raloxifen 60 mg/Tag, da bereits zwei Wirbelkörperfrakturen und eine periphere Fraktur (distale Radiusfraktur links) aufgetreten waren. Es sollte eine Kontrolle der DXA-Knochendichtemessung nach 2 Jahren erfolgen.

▌ Kommentar

Bei den multiplen vorangegangenen Frakturen ist bei der 79-jährigen Patientin prinzipiell eine DXA-Knochendichtemessung entbehrlich, da hierdurch die Therapieentscheidung nicht verändert werden sollte. Diese sollte aber nur dann unterbleiben, wenn es der klinischen Situation angemessen ist (z. B. multimorbider Patient oder wenn DXA-Messung nicht möglich wie bei Zustand nach Hüft-TEP beiderseits und degenerativen Wirbelsäulenveränderungen), da sonst natürlich ein differenzialdiagnostisches Element (sind die Wirbelkörperfrakturen wirklich osteoporosebedingt?) verloren geht.

Im vorliegenden Fall wäre diese Information sehr wichtig, da bei einem DXA-T-Score >–2 der Nutzen einer speziellen Pharmakotherapie nicht untersucht ist. Es sind primär andere Ursachen (Osteolysen/Metastasen) auszuschließen. Der Einsatz des SERM erfolgte in diesem Fall außerhalb der Leitlinie, da bereits drei osteoporosetypische Frakturen vorausgegangen waren.

Patient 20
(s. Buch S. 102–105)

▮ Diagnose

Osteoporose der postmenopausalen Frau.

▮ Einordnung in die DVO-Leitlinien 2006

Osteoporose der postmenopausalen Frau. Die Indikation für die weitere Abklärung ergibt sich in der Gruppe der Frauen 60–70 Jahre (Männer 70–80 Jahre) aus dem Vorhandensein einer peripheren Fraktur (Rippenfraktur) sowie einem BMI < 20.

▮ Therapie

Therapieziel

Vermeidung weiterer Frakturen.

Therapeutische Maßnahmen

Bei einem T-Score < –2,5 (Grenzwert 61-jährige Frau T < –3,5, abzüglich 1 T-Wert wegen peripherer Fraktur möglich, je nach klinischer Gesamtsituation) kommen sowohl die allgemeinen Empfehlungen als auch die spezielle Pharmakotherapie der Leitlinien in Frage.

Daher bei den bereits vorhandenen günstigen Lebensgewohnheiten wie calciumreiche Ernährung, Bewegung, Aufenthalt im Freien zusätzlich Pharmakotherapie mit 500 mg Calcium, 400 IE Vitamin D_3 und Risedronat 35 mg 1-mal pro Woche. Alternative A-klassifizierte Therapieoptionen siehe Tabelle 3.

Patient 21

(s. Buch S. 106–109)

Diagnose

Sekundäre Osteoporose mit medialer Schenkelhalsfraktur bei Turner-Syndrom.

Einordnung in die DVO-Leitlinien 2006

Eine Abklärung entsprechend den DVO-Leitlinien ist auch mit der Fassung 2006 nicht möglich/vorgesehen.

Die Indikation für die Abklärung wurde bei der Patientin wegen der erlittenen Schenkelhalsfraktur und dem möglichen Vorliegen einer sekundären Osteoporose bei Turner-Syndrom gesehen.

Therapie

Therapieziel

Vermeidung weiterer Frakturen.

Therapeutische Maßnahmen

Behandlung der Osteoporose mit einem Bisphosphonat oder Raloxifen. Calcium- und Vitamin-D-Supplementation sowie allgemeine Empfehlungen zur Sturzprophylaxe. Kontrolle der Knochendichte mittels DXA nach 2 Jahren.

Kommentar

Die Behandlung ist nur in Analogie zu den Empfehlungen der DVO-Leitlinie im Rahmen einer Off-label-Gabe möglich. Je nach klinischer Situation wäre auch der Einsatz einer Hormonersatzbehandlung zu diskutieren.

Patient 22
(s. Buch S. 110–113)

▌ Diagnose

Osteopenie bei medialer Schenkelhalsfraktur.

▌ Einordnung in die DVO-Leitlinien 2006

Bei typischen Menopausenbeschwerden und Hysterektomie ist eine Zuordnung der Patientin zur Leitlinie Osteoporose der postmenopausalen Frau zu vertreten.

Die Indikation für die Abklärung wurde bei der Patientin (Altersgruppe 50–60 Jahre) wegen der erlittenen Schenkelhalsfraktur als Einzelfallentscheidung getroffen. Bezüglich der familiären Belastung wäre das Vorhandensein von proximalen Femurfrakturen bei einem Elternteil zu eruieren.

▌ Therapie

Therapieziele

Vermeidung weiterer Frakturen.

Therapeutische Maßnahmen

Behandlung der Osteopenie durch Calcium- und Vitamin-D-Supplementation.
Instruktion über Allgemeinmaßnahmen zur Osteoporose- und Frakturprophylaxe.
Kontrolle der DXA-Messung nach 2 Jahren.

▌ Kommentar

Aufgrund der aktuellen Studienlage wird eine Hormonersatzbehandlung zur Therapie einer Osteoporose nur dann empfohlen, wenn die Indikation in behandlungsbedürftigen Wechseljahrsbeschwerden besteht. Im vorliegenden Fall wäre eine Hormonersatzbehandlung mit einem Estradiolpräparat je nach Ausmaß der Beschwerden zu überlegen.

Patient 23
(s. Buch S. 114–117)

▎Diagnose

Pertrochantäre Femurfraktur bei Osteopenie.

▎Einordnung in die DVO-Leitlinien 2006

Da die Menopause der Patientin noch nicht eingesetzt hat und aufgrund des Alters <50 Jahre, ist eine Einordnung nach den Leitlinien nicht möglich. Bei Beurteilung der LWS ist die Verkalkung der Aorta zu berücksichtigen, sodass der Wert für den nicht durch Aortenverkalkung verfälschten LWK 2 relevant erscheint. Somit ist von einer deutlichen Knochendichteminderung der LWS auszugehen, die aber dennoch nicht ausreichend wäre, aktuell eine spezifische Therapie zu rechtfertigen.

▎Therapie

Therapieziel

Vermeidung weiterer Frakturen.

Therapeutische Maßnahmen

Calcium- und Vitamin-D-Supplementation sowie allgemeine Empfehlungen zur Sturzprophylaxe. Eine regelmäßige Kontrolle der Knochendichte, insbesondere bei Einsetzen der Menopause, wird empfohlen.

▎Kommentar

Eine Therapie mit einem Bisphosphonat oder Strontiumranelat wäre nur „off label" möglich, da diese Therapien nur für postmenopausale Frauen zugelassen sind. Auch aufgrund der zu erwartenden mangelnden Compliance der Patientin bei Persönlichkeitsveränderung wurde davon abgesehen.

Patient 24
(s. Buch S. 118–121)

▮ Diagnose

Glucocorticoid-induzierte Osteoporose mit multiplen Wirbelkörperfrakturen.

▮ Einordnung in die DVO-Leitlinien 2006

Aufgrund der jetzt nicht mehr bestehenden Glucocorticoidtherapie sollte eine Einordnung nach der Leitlinie der Osteoporose der postmenopausalen Frau erfolgen. Der T-Score an der LWS ist aufgrund der multiplen Wirbelkörperdeformitäten mit Vorsicht zu bewerten, liegt aber an „total hip" mit –3,5 eindeutig im Bereich der Osteoporose. Die Röntgenaufnahmen der BWS und LWS zeigen multiple Frakturen. Die differenzialdiagnostische Abklärung auf sekundäre Ursachen war unauffällig. Aufgrund des Alters, der multiplen Frakturen und der erniedrigten Knochendichte besteht eine Indikation für eine spezifische Therapie.

▮ Therapie

Therapieziele

Vermeidung weiterer Frakturen, Schmerzlinderung mit Erhöhung der Mobilität.

Therapeutische Maßnahmen

Allgemeine Maßnahmen wie Empfehlungen zu calciumreicher Ernährung, Bewegung und Vermeidung von Sturzrisiken. Basistherapie mit Calcium 1000–1500 mg/Tag, Vitamin D 400–800 IE/Tag sowie Risedronat 5 mg/Tag. Kontrolle der Knochendichte nach 1–2 Jahren.

▮ Kommentar

Für die alternativen Therapieformen wird auf Tabelle 3 verwiesen. Aufgrund der Risikokonstellation der Patientin sollte auf eine Therapieform geachtet werden, für die auch eine signifikante Senkung von Schenkelhalsfrakturen nachgewiesen ist.

Patient 25
(s. Buch S. 122–125)

Diagnose

Osteoporose der älteren Frau mit multiplen Wirbelkörperfrakturen.

Einordnung in die DVO-Leitlinien 2006

Der Fall wird durch die Leitlinien abgedeckt. Allein aufgrund des Alters der Patientin besteht eine Indikation zur Osteoporosediagnostik. Zusätzlich in der Anamnese Sturz mit Fraktur bei inadäquatem Trauma. Die T-Scores liegen im Bereich der Osteoporose. Die Röntgenaufnahmen der BWS zeigen multiple morphometrische Veränderungen und eine BWK-11-Keilfraktur. Die differenzialdiagnostische Abklärung auf sekundäre Ursachen war unauffällig.

Therapie

Therapieziele

Vermeidung weiterer Frakturen, Schmerzlinderung mit Erhöhung der Mobilität.

Therapeutische Maßnahmen

Allgemeine Maßnahmen wie Empfehlungen zu calciumreicher Ernährung, Bewegung und Vermeidung von Sturzrisiken. Basistherapie mit Calcium 1000 mg/Tag, Vitamin D 400–800 IE/Tag sowie Risedronat 35 mg/Woche. Kontrolle der Knochendichte in 2 Jahren. Weitere Maßnahmen: Schmerzbehandlung mit einem NSAR und in der Akutphase zusätzlich niedrig dosiertes Tramadol; Physiotherapie.

Kommentar

Für die alternativen Therapieformen wird auf Tabelle 3 verwiesen. Aufgrund der Risikokonstellation der Patientin sollte auf eine Therapieform geachtet werden, für die auch eine signifikante Senkung von Schenkelhalsfrakturen nachgewiesen ist.